Introduction

This diary has been produced by a family who lived with and cared for someone suffering from Parkinson's for over ten years.

It is not meant to provide a comprehensive list of all the possible symptoms but it is hoped that it will aid the tracking and recording of some of the common symptoms which will in turn, aid medical professionals to provide the best level of treatment available.

Keep strong, keep fighting and remember that you are not alone in this.

In memory of John.

Key to Symptoms

1. No issues/symptoms
2. Very mild/barely noticeable
3. Mild but noticeable
4. Moderate/regular but intermittent impairment
5. Advanced/severe impact
6. Constant/inability to function

Current Medication

Date:

Symptoms　　　　　　　Score

Stiffness:　　　　　　　1 2 3 4 5 6

Freezing:　　　　　　　1 2 3 4 5 6

Balance/Falls:　　　　　1 2 3 4 5 6

Memory:　　　　　　　 1 2 3 4 5 6

Swallowing:　　　　　　1 2 3 4 5 6

Fatigue/Energy:　　　　1 2 3 4 5 6

Speech:　　　　　　　　1 2 3 4 5 6

Tremors:　　　　　　　 1 2 3 4 5 6

Mood:　　　　　　　　　1 2 3 4 5 6

Incontinence:　　　　　 1 2 3 4 5 6

Hallucinations:　　　　　1 2 3 4 5 6

Sexual Issues:　　　　　1 2 3 4 5 6

Sleep:　　　　　　　　　1 2 3 4 5 6

Comments

Exercise Undertaken

Date:

Symptoms   Score

Stiffness: 1 2 3 4 5 6

Freezing: 1 2 3 4 5 6

Balance/Falls: 1 2 3 4 5 6

Memory: 1 2 3 4 5 6

Swallowing: 1 2 3 4 5 6

Fatigue/Energy: 1 2 3 4 5 6

Speech: 1 2 3 4 5 6

Tremors: 1 2 3 4 5 6

Mood: 1 2 3 4 5 6

Incontinence: 1 2 3 4 5 6

Hallucinations: 1 2 3 4 5 6

Sexual Issues: 1 2 3 4 5 6

Sleep: 1 2 3 4 5 6

Comments

Exercise Undertaken

Date:

Symptoms   Score

Symptoms	Score
Stiffness:	1 2 3 4 5 6
Freezing:	1 2 3 4 5 6
Balance/Falls:	1 2 3 4 5 6
Memory:	1 2 3 4 5 6
Swallowing:	1 2 3 4 5 6
Fatigue/Energy:	1 2 3 4 5 6
Speech:	1 2 3 4 5 6
Tremors:	1 2 3 4 5 6
Mood:	1 2 3 4 5 6
Incontinence:	1 2 3 4 5 6
Hallucinations:	1 2 3 4 5 6
Sexual Issues:	1 2 3 4 5 6
Sleep:	1 2 3 4 5 6

Comments

Exercise Undertaken

Date:

Symptoms   Score

Stiffness: 1 2 3 4 5 6

Freezing: 1 2 3 4 5 6

Balance/Falls: 1 2 3 4 5 6

Memory: 1 2 3 4 5 6

Swallowing: 1 2 3 4 5 6

Fatigue/Energy: 1 2 3 4 5 6

Speech: 1 2 3 4 5 6

Tremors: 1 2 3 4 5 6

Mood: 1 2 3 4 5 6

Incontinence: 1 2 3 4 5 6

Hallucinations: 1 2 3 4 5 6

Sexual Issues: 1 2 3 4 5 6

Sleep: 1 2 3 4 5 6

Comments

Exercise Undertaken

Date:

Symptoms   Score

Stiffness: 1 2 3 4 5 6

Freezing: 1 2 3 4 5 6

Balance/Falls: 1 2 3 4 5 6

Memory: 1 2 3 4 5 6

Swallowing: 1 2 3 4 5 6

Fatigue/Energy: 1 2 3 4 5 6

Speech: 1 2 3 4 5 6

Tremors: 1 2 3 4 5 6

Mood: 1 2 3 4 5 6

Incontinence: 1 2 3 4 5 6

Hallucinations: 1 2 3 4 5 6

Sexual Issues: 1 2 3 4 5 6

Sleep: 1 2 3 4 5 6

Comments

Exercise Undertaken

Date:

Symptoms   Score

Symptoms	Score
Stiffness:	1 2 3 4 5 6
Freezing:	1 2 3 4 5 6
Balance/Falls:	1 2 3 4 5 6
Memory:	1 2 3 4 5 6
Swallowing:	1 2 3 4 5 6
Fatigue/Energy:	1 2 3 4 5 6
Speech:	1 2 3 4 5 6
Tremors:	1 2 3 4 5 6
Mood:	1 2 3 4 5 6
Incontinence:	1 2 3 4 5 6
Hallucinations:	1 2 3 4 5 6
Sexual Issues:	1 2 3 4 5 6
Sleep:	1 2 3 4 5 6

Comments

Exercise Undertaken

Date:

Symptoms   Score

Stiffness: 1 2 3 4 5 6

Freezing: 1 2 3 4 5 6

Balance/Falls: 1 2 3 4 5 6

Memory: 1 2 3 4 5 6

Swallowing: 1 2 3 4 5 6

Fatigue/Energy: 1 2 3 4 5 6

Speech: 1 2 3 4 5 6

Tremors: 1 2 3 4 5 6

Mood: 1 2 3 4 5 6

Incontinence: 1 2 3 4 5 6

Hallucinations: 1 2 3 4 5 6

Sexual Issues: 1 2 3 4 5 6

Sleep: 1 2 3 4 5 6

Comments

Exercise Undertaken

Date:

Symptoms   Score

Stiffness: 1 2 3 4 5 6

Freezing: 1 2 3 4 5 6

Balance/Falls: 1 2 3 4 5 6

Memory: 1 2 3 4 5 6

Swallowing: 1 2 3 4 5 6

Fatigue/Energy: 1 2 3 4 5 6

Speech: 1 2 3 4 5 6

Tremors: 1 2 3 4 5 6

Mood: 1 2 3 4 5 6

Incontinence: 1 2 3 4 5 6

Hallucinations: 1 2 3 4 5 6

Sexual Issues: 1 2 3 4 5 6

Sleep: 1 2 3 4 5 6

Comments

Exercise Undertaken

Date:

Symptoms   Score

Symptoms	Score
Stiffness:	1 2 3 4 5 6
Freezing:	1 2 3 4 5 6
Balance/Falls:	1 2 3 4 5 6
Memory:	1 2 3 4 5 6
Swallowing:	1 2 3 4 5 6
Fatigue/Energy:	1 2 3 4 5 6
Speech:	1 2 3 4 5 6
Tremors:	1 2 3 4 5 6
Mood:	1 2 3 4 5 6
Incontinence:	1 2 3 4 5 6
Hallucinations:	1 2 3 4 5 6
Sexual Issues:	1 2 3 4 5 6
Sleep:	1 2 3 4 5 6

Comments

Exercise Undertaken

Date:

Symptoms	Score
Stiffness:	1 2 3 4 5 6
Freezing:	1 2 3 4 5 6
Balance/Falls:	1 2 3 4 5 6
Memory:	1 2 3 4 5 6
Swallowing:	1 2 3 4 5 6
Fatigue/Energy:	1 2 3 4 5 6
Speech:	1 2 3 4 5 6
Tremors:	1 2 3 4 5 6
Mood:	1 2 3 4 5 6
Incontinence:	1 2 3 4 5 6
Hallucinations:	1 2 3 4 5 6
Sexual Issues:	1 2 3 4 5 6
Sleep:	1 2 3 4 5 6

Comments

Exercise Undertaken

Date:

Symptoms   Score

Stiffness: 1 2 3 4 5 6

Freezing: 1 2 3 4 5 6

Balance/Falls: 1 2 3 4 5 6

Memory: 1 2 3 4 5 6

Swallowing: 1 2 3 4 5 6

Fatigue/Energy: 1 2 3 4 5 6

Speech: 1 2 3 4 5 6

Tremors: 1 2 3 4 5 6

Mood: 1 2 3 4 5 6

Incontinence: 1 2 3 4 5 6

Hallucinations: 1 2 3 4 5 6

Sexual Issues: 1 2 3 4 5 6

Sleep: 1 2 3 4 5 6

Comments

Exercise Undertaken

Date:

Symptoms   Score

Stiffness: 1 2 3 4 5 6

Freezing: 1 2 3 4 5 6

Balance/Falls: 1 2 3 4 5 6

Memory: 1 2 3 4 5 6

Swallowing: 1 2 3 4 5 6

Fatigue/Energy: 1 2 3 4 5 6

Speech: 1 2 3 4 5 6

Tremors: 1 2 3 4 5 6

Mood: 1 2 3 4 5 6

Incontinence: 1 2 3 4 5 6

Hallucinations: 1 2 3 4 5 6

Sexual Issues: 1 2 3 4 5 6

Sleep: 1 2 3 4 5 6

Comments

Exercise Undertaken

Date:

Symptoms　　　　　　　Score

Stiffness:　　　　　　　1 2 3 4 5 6

Freezing:　　　　　　　1 2 3 4 5 6

Balance/Falls:　　　　　1 2 3 4 5 6

Memory:　　　　　　　1 2 3 4 5 6

Swallowing:　　　　　　1 2 3 4 5 6

Fatigue/Energy:　　　　1 2 3 4 5 6

Speech:　　　　　　　　1 2 3 4 5 6

Tremors:　　　　　　　1 2 3 4 5 6

Mood:　　　　　　　　1 2 3 4 5 6

Incontinence:　　　　　1 2 3 4 5 6

Hallucinations:　　　　　1 2 3 4 5 6

Sexual Issues:　　　　　1 2 3 4 5 6

Sleep:　　　　　　　　1 2 3 4 5 6

Comments

Exercise Undertaken

Date:

Symptoms   Score

Stiffness: 1 2 3 4 5 6

Freezing: 1 2 3 4 5 6

Balance/Falls: 1 2 3 4 5 6

Memory: 1 2 3 4 5 6

Swallowing: 1 2 3 4 5 6

Fatigue/Energy: 1 2 3 4 5 6

Speech: 1 2 3 4 5 6

Tremors: 1 2 3 4 5 6

Mood: 1 2 3 4 5 6

Incontinence: 1 2 3 4 5 6

Hallucinations: 1 2 3 4 5 6

Sexual Issues: 1 2 3 4 5 6

Sleep: 1 2 3 4 5 6

Comments

Exercise Undertaken

Date:

Symptoms   Score

Stiffness: 1 2 3 4 5 6

Freezing: 1 2 3 4 5 6

Balance/Falls: 1 2 3 4 5 6

Memory: 1 2 3 4 5 6

Swallowing: 1 2 3 4 5 6

Fatigue/Energy: 1 2 3 4 5 6

Speech: 1 2 3 4 5 6

Tremors: 1 2 3 4 5 6

Mood: 1 2 3 4 5 6

Incontinence: 1 2 3 4 5 6

Hallucinations: 1 2 3 4 5 6

Sexual Issues: 1 2 3 4 5 6

Sleep: 1 2 3 4 5 6

Comments

Exercise Undertaken

Date:

Symptoms   Score

Stiffness: 1 2 3 4 5 6

Freezing: 1 2 3 4 5 6

Balance/Falls: 1 2 3 4 5 6

Memory: 1 2 3 4 5 6

Swallowing: 1 2 3 4 5 6

Fatigue/Energy: 1 2 3 4 5 6

Speech: 1 2 3 4 5 6

Tremors: 1 2 3 4 5 6

Mood: 1 2 3 4 5 6

Incontinence: 1 2 3 4 5 6

Hallucinations: 1 2 3 4 5 6

Sexual Issues: 1 2 3 4 5 6

Sleep: 1 2 3 4 5 6

Comments

Exercise Undertaken

Date:

Symptoms   Score

Symptoms	Score
Stiffness:	1 2 3 4 5 6
Freezing:	1 2 3 4 5 6
Balance/Falls:	1 2 3 4 5 6
Memory:	1 2 3 4 5 6
Swallowing:	1 2 3 4 5 6
Fatigue/Energy:	1 2 3 4 5 6
Speech:	1 2 3 4 5 6
Tremors:	1 2 3 4 5 6
Mood:	1 2 3 4 5 6
Incontinence:	1 2 3 4 5 6
Hallucinations:	1 2 3 4 5 6
Sexual Issues:	1 2 3 4 5 6
Sleep:	1 2 3 4 5 6

Comments

Exercise Undertaken

Date:

Symptoms   Score

Stiffness: 1 2 3 4 5 6

Freezing: 1 2 3 4 5 6

Balance/Falls: 1 2 3 4 5 6

Memory: 1 2 3 4 5 6

Swallowing: 1 2 3 4 5 6

Fatigue/Energy: 1 2 3 4 5 6

Speech: 1 2 3 4 5 6

Tremors: 1 2 3 4 5 6

Mood: 1 2 3 4 5 6

Incontinence: 1 2 3 4 5 6

Hallucinations: 1 2 3 4 5 6

Sexual Issues: 1 2 3 4 5 6

Sleep: 1 2 3 4 5 6

Comments

Exercise Undertaken

Date:

Symptoms   Score

Stiffness: 1 2 3 4 5 6

Freezing: 1 2 3 4 5 6

Balance/Falls: 1 2 3 4 5 6

Memory: 1 2 3 4 5 6

Swallowing: 1 2 3 4 5 6

Fatigue/Energy: 1 2 3 4 5 6

Speech: 1 2 3 4 5 6

Tremors: 1 2 3 4 5 6

Mood: 1 2 3 4 5 6

Incontinence: 1 2 3 4 5 6

Hallucinations: 1 2 3 4 5 6

Sexual Issues: 1 2 3 4 5 6

Sleep: 1 2 3 4 5 6

Comments

Exercise Undertaken

Date:

Symptoms   Score

Stiffness: 1 2 3 4 5 6

Freezing: 1 2 3 4 5 6

Balance/Falls: 1 2 3 4 5 6

Memory: 1 2 3 4 5 6

Swallowing: 1 2 3 4 5 6

Fatigue/Energy: 1 2 3 4 5 6

Speech: 1 2 3 4 5 6

Tremors: 1 2 3 4 5 6

Mood: 1 2 3 4 5 6

Incontinence: 1 2 3 4 5 6

Hallucinations: 1 2 3 4 5 6

Sexual Issues: 1 2 3 4 5 6

Sleep: 1 2 3 4 5 6

Comments

Exercise Undertaken

Date:

Symptoms   Score

Stiffness: 1 2 3 4 5 6

Freezing: 1 2 3 4 5 6

Balance/Falls: 1 2 3 4 5 6

Memory: 1 2 3 4 5 6

Swallowing: 1 2 3 4 5 6

Fatigue/Energy: 1 2 3 4 5 6

Speech: 1 2 3 4 5 6

Tremors: 1 2 3 4 5 6

Mood: 1 2 3 4 5 6

Incontinence: 1 2 3 4 5 6

Hallucinations: 1 2 3 4 5 6

Sexual Issues: 1 2 3 4 5 6

Sleep: 1 2 3 4 5 6

Comments

Exercise Undertaken

Date:

Symptoms   ## Score

Stiffness: 1 2 3 4 5 6

Freezing: 1 2 3 4 5 6

Balance/Falls: 1 2 3 4 5 6

Memory: 1 2 3 4 5 6

Swallowing: 1 2 3 4 5 6

Fatigue/Energy: 1 2 3 4 5 6

Speech: 1 2 3 4 5 6

Tremors: 1 2 3 4 5 6

Mood: 1 2 3 4 5 6

Incontinence: 1 2 3 4 5 6

Hallucinations: 1 2 3 4 5 6

Sexual Issues: 1 2 3 4 5 6

Sleep: 1 2 3 4 5 6

Comments

Exercise Undertaken

Date:

Symptoms   Score

Stiffness: 1 2 3 4 5 6

Freezing: 1 2 3 4 5 6

Balance/Falls: 1 2 3 4 5 6

Memory: 1 2 3 4 5 6

Swallowing: 1 2 3 4 5 6

Fatigue/Energy: 1 2 3 4 5 6

Speech: 1 2 3 4 5 6

Tremors: 1 2 3 4 5 6

Mood: 1 2 3 4 5 6

Incontinence: 1 2 3 4 5 6

Hallucinations: 1 2 3 4 5 6

Sexual Issues: 1 2 3 4 5 6

Sleep: 1 2 3 4 5 6

Comments

Exercise Undertaken

Date:

Symptoms   Score

Symptoms	Score
Stiffness:	1 2 3 4 5 6
Freezing:	1 2 3 4 5 6
Balance/Falls:	1 2 3 4 5 6
Memory:	1 2 3 4 5 6
Swallowing:	1 2 3 4 5 6
Fatigue/Energy:	1 2 3 4 5 6
Speech:	1 2 3 4 5 6
Tremors:	1 2 3 4 5 6
Mood:	1 2 3 4 5 6
Incontinence:	1 2 3 4 5 6
Hallucinations:	1 2 3 4 5 6
Sexual Issues:	1 2 3 4 5 6
Sleep:	1 2 3 4 5 6

Comments

Exercise Undertaken

Date:

Symptoms   Score

Symptoms	Score
Stiffness:	1 2 3 4 5 6
Freezing:	1 2 3 4 5 6
Balance/Falls:	1 2 3 4 5 6
Memory:	1 2 3 4 5 6
Swallowing:	1 2 3 4 5 6
Fatigue/Energy:	1 2 3 4 5 6
Speech:	1 2 3 4 5 6
Tremors:	1 2 3 4 5 6
Mood:	1 2 3 4 5 6
Incontinence:	1 2 3 4 5 6
Hallucinations:	1 2 3 4 5 6
Sexual Issues:	1 2 3 4 5 6
Sleep:	1 2 3 4 5 6

Comments

Exercise Undertaken

Date:

Symptoms   Score

Stiffness: 1 2 3 4 5 6

Freezing: 1 2 3 4 5 6

Balance/Falls: 1 2 3 4 5 6

Memory: 1 2 3 4 5 6

Swallowing: 1 2 3 4 5 6

Fatigue/Energy: 1 2 3 4 5 6

Speech: 1 2 3 4 5 6

Tremors: 1 2 3 4 5 6

Mood: 1 2 3 4 5 6

Incontinence: 1 2 3 4 5 6

Hallucinations: 1 2 3 4 5 6

Sexual Issues: 1 2 3 4 5 6

Sleep: 1 2 3 4 5 6

Comments

Exercise Undertaken

Date:

Symptoms   Score

Stiffness: 1 2 3 4 5 6

Freezing: 1 2 3 4 5 6

Balance/Falls: 1 2 3 4 5 6

Memory: 1 2 3 4 5 6

Swallowing: 1 2 3 4 5 6

Fatigue/Energy: 1 2 3 4 5 6

Speech: 1 2 3 4 5 6

Tremors: 1 2 3 4 5 6

Mood: 1 2 3 4 5 6

Incontinence: 1 2 3 4 5 6

Hallucinations: 1 2 3 4 5 6

Sexual Issues: 1 2 3 4 5 6

Sleep: 1 2 3 4 5 6

Comments

Exercise Undertaken

Date:

Symptoms   Score

Stiffness: 1 2 3 4 5 6

Freezing: 1 2 3 4 5 6

Balance/Falls: 1 2 3 4 5 6

Memory: 1 2 3 4 5 6

Swallowing: 1 2 3 4 5 6

Fatigue/Energy: 1 2 3 4 5 6

Speech: 1 2 3 4 5 6

Tremors: 1 2 3 4 5 6

Mood: 1 2 3 4 5 6

Incontinence: 1 2 3 4 5 6

Hallucinations: 1 2 3 4 5 6

Sexual Issues: 1 2 3 4 5 6

Sleep: 1 2 3 4 5 6

Comments

Exercise Undertaken

Date:

Symptoms   Score

Stiffness: 1 2 3 4 5 6

Freezing: 1 2 3 4 5 6

Balance/Falls: 1 2 3 4 5 6

Memory: 1 2 3 4 5 6

Swallowing: 1 2 3 4 5 6

Fatigue/Energy: 1 2 3 4 5 6

Speech: 1 2 3 4 5 6

Tremors: 1 2 3 4 5 6

Mood: 1 2 3 4 5 6

Incontinence: 1 2 3 4 5 6

Hallucinations: 1 2 3 4 5 6

Sexual Issues: 1 2 3 4 5 6

Sleep: 1 2 3 4 5 6

Comments

Exercise Undertaken

Date:

Symptoms   Score

Symptoms	Score
Stiffness:	1 2 3 4 5 6
Freezing:	1 2 3 4 5 6
Balance/Falls:	1 2 3 4 5 6
Memory:	1 2 3 4 5 6
Swallowing:	1 2 3 4 5 6
Fatigue/Energy:	1 2 3 4 5 6
Speech:	1 2 3 4 5 6
Tremors:	1 2 3 4 5 6
Mood:	1 2 3 4 5 6
Incontinence:	1 2 3 4 5 6
Hallucinations:	1 2 3 4 5 6
Sexual Issues:	1 2 3 4 5 6
Sleep:	1 2 3 4 5 6

Comments

Exercise Undertaken

Date:

Symptoms   Score

Symptoms	Score
Stiffness:	1 2 3 4 5 6
Freezing:	1 2 3 4 5 6
Balance/Falls:	1 2 3 4 5 6
Memory:	1 2 3 4 5 6
Swallowing:	1 2 3 4 5 6
Fatigue/Energy:	1 2 3 4 5 6
Speech:	1 2 3 4 5 6
Tremors:	1 2 3 4 5 6
Mood:	1 2 3 4 5 6
Incontinence:	1 2 3 4 5 6
Hallucinations:	1 2 3 4 5 6
Sexual Issues:	1 2 3 4 5 6
Sleep:	1 2 3 4 5 6

Comments

Exercise Undertaken

Date:

Symptoms   Score

Stiffness: 1 2 3 4 5 6

Freezing: 1 2 3 4 5 6

Balance/Falls: 1 2 3 4 5 6

Memory: 1 2 3 4 5 6

Swallowing: 1 2 3 4 5 6

Fatigue/Energy: 1 2 3 4 5 6

Speech: 1 2 3 4 5 6

Tremors: 1 2 3 4 5 6

Mood: 1 2 3 4 5 6

Incontinence: 1 2 3 4 5 6

Hallucinations: 1 2 3 4 5 6

Sexual Issues: 1 2 3 4 5 6

Sleep: 1 2 3 4 5 6

Comments

Exercise Undertaken

Date:

Symptoms   Score

Stiffness: 1 2 3 4 5 6

Freezing: 1 2 3 4 5 6

Balance/Falls: 1 2 3 4 5 6

Memory: 1 2 3 4 5 6

Swallowing: 1 2 3 4 5 6

Fatigue/Energy: 1 2 3 4 5 6

Speech: 1 2 3 4 5 6

Tremors: 1 2 3 4 5 6

Mood: 1 2 3 4 5 6

Incontinence: 1 2 3 4 5 6

Hallucinations: 1 2 3 4 5 6

Sexual Issues: 1 2 3 4 5 6

Sleep: 1 2 3 4 5 6

Comments

Exercise Undertaken

Date:

Symptoms   Score

Symptoms	Score
Stiffness:	1 2 3 4 5 6
Freezing:	1 2 3 4 5 6
Balance/Falls:	1 2 3 4 5 6
Memory:	1 2 3 4 5 6
Swallowing:	1 2 3 4 5 6
Fatigue/Energy:	1 2 3 4 5 6
Speech:	1 2 3 4 5 6
Tremors:	1 2 3 4 5 6
Mood:	1 2 3 4 5 6
Incontinence:	1 2 3 4 5 6
Hallucinations:	1 2 3 4 5 6
Sexual Issues:	1 2 3 4 5 6
Sleep:	1 2 3 4 5 6

Comments

Exercise Undertaken

Date:

Symptoms   Score

Symptoms	Score
Stiffness:	1 2 3 4 5 6
Freezing:	1 2 3 4 5 6
Balance/Falls:	1 2 3 4 5 6
Memory:	1 2 3 4 5 6
Swallowing:	1 2 3 4 5 6
Fatigue/Energy:	1 2 3 4 5 6
Speech:	1 2 3 4 5 6
Tremors:	1 2 3 4 5 6
Mood:	1 2 3 4 5 6
Incontinence:	1 2 3 4 5 6
Hallucinations:	1 2 3 4 5 6
Sexual Issues:	1 2 3 4 5 6
Sleep:	1 2 3 4 5 6

Comments

Exercise Undertaken

Date:

Symptoms   Score

Stiffness: 1 2 3 4 5 6

Freezing: 1 2 3 4 5 6

Balance/Falls: 1 2 3 4 5 6

Memory: 1 2 3 4 5 6

Swallowing: 1 2 3 4 5 6

Fatigue/Energy: 1 2 3 4 5 6

Speech: 1 2 3 4 5 6

Tremors: 1 2 3 4 5 6

Mood: 1 2 3 4 5 6

Incontinence: 1 2 3 4 5 6

Hallucinations: 1 2 3 4 5 6

Sexual Issues: 1 2 3 4 5 6

Sleep: 1 2 3 4 5 6

Comments

Exercise Undertaken

Date:

Symptoms   Score

Stiffness: 1 2 3 4 5 6

Freezing: 1 2 3 4 5 6

Balance/Falls: 1 2 3 4 5 6

Memory: 1 2 3 4 5 6

Swallowing: 1 2 3 4 5 6

Fatigue/Energy: 1 2 3 4 5 6

Speech: 1 2 3 4 5 6

Tremors: 1 2 3 4 5 6

Mood: 1 2 3 4 5 6

Incontinence: 1 2 3 4 5 6

Hallucinations: 1 2 3 4 5 6

Sexual Issues: 1 2 3 4 5 6

Sleep: 1 2 3 4 5 6

Comments

Exercise Undertaken

Date:

Symptoms   Score

Stiffness: 1 2 3 4 5 6

Freezing: 1 2 3 4 5 6

Balance/Falls: 1 2 3 4 5 6

Memory: 1 2 3 4 5 6

Swallowing: 1 2 3 4 5 6

Fatigue/Energy: 1 2 3 4 5 6

Speech: 1 2 3 4 5 6

Tremors: 1 2 3 4 5 6

Mood: 1 2 3 4 5 6

Incontinence: 1 2 3 4 5 6

Hallucinations: 1 2 3 4 5 6

Sexual Issues: 1 2 3 4 5 6

Sleep: 1 2 3 4 5 6

Comments

Exercise Undertaken

Date:

Symptoms   Score

Stiffness: 1 2 3 4 5 6

Freezing: 1 2 3 4 5 6

Balance/Falls: 1 2 3 4 5 6

Memory: 1 2 3 4 5 6

Swallowing: 1 2 3 4 5 6

Fatigue/Energy: 1 2 3 4 5 6

Speech: 1 2 3 4 5 6

Tremors: 1 2 3 4 5 6

Mood: 1 2 3 4 5 6

Incontinence: 1 2 3 4 5 6

Hallucinations: 1 2 3 4 5 6

Sexual Issues: 1 2 3 4 5 6

Sleep: 1 2 3 4 5 6

Comments

Exercise Undertaken

Date:

Symptoms   Score

Stiffness: 1 2 3 4 5 6

Freezing: 1 2 3 4 5 6

Balance/Falls: 1 2 3 4 5 6

Memory: 1 2 3 4 5 6

Swallowing: 1 2 3 4 5 6

Fatigue/Energy: 1 2 3 4 5 6

Speech: 1 2 3 4 5 6

Tremors: 1 2 3 4 5 6

Mood: 1 2 3 4 5 6

Incontinence: 1 2 3 4 5 6

Hallucinations: 1 2 3 4 5 6

Sexual Issues: 1 2 3 4 5 6

Sleep: 1 2 3 4 5 6

Comments

Exercise Undertaken

Date:

Symptoms   Score

Stiffness: 1 2 3 4 5 6

Freezing: 1 2 3 4 5 6

Balance/Falls: 1 2 3 4 5 6

Memory: 1 2 3 4 5 6

Swallowing: 1 2 3 4 5 6

Fatigue/Energy: 1 2 3 4 5 6

Speech: 1 2 3 4 5 6

Tremors: 1 2 3 4 5 6

Mood: 1 2 3 4 5 6

Incontinence: 1 2 3 4 5 6

Hallucinations: 1 2 3 4 5 6

Sexual Issues: 1 2 3 4 5 6

Sleep: 1 2 3 4 5 6

Comments

Exercise Undertaken

Date:

Symptoms   Score

Stiffness: 1 2 3 4 5 6

Freezing: 1 2 3 4 5 6

Balance/Falls: 1 2 3 4 5 6

Memory: 1 2 3 4 5 6

Swallowing: 1 2 3 4 5 6

Fatigue/Energy: 1 2 3 4 5 6

Speech: 1 2 3 4 5 6

Tremors: 1 2 3 4 5 6

Mood: 1 2 3 4 5 6

Incontinence: 1 2 3 4 5 6

Hallucinations: 1 2 3 4 5 6

Sexual Issues: 1 2 3 4 5 6

Sleep: 1 2 3 4 5 6

Comments

Exercise Undertaken

Date:

Symptoms   Score

Stiffness: 1 2 3 4 5 6

Freezing: 1 2 3 4 5 6

Balance/Falls: 1 2 3 4 5 6

Memory: 1 2 3 4 5 6

Swallowing: 1 2 3 4 5 6

Fatigue/Energy: 1 2 3 4 5 6

Speech: 1 2 3 4 5 6

Tremors: 1 2 3 4 5 6

Mood: 1 2 3 4 5 6

Incontinence: 1 2 3 4 5 6

Hallucinations: 1 2 3 4 5 6

Sexual Issues: 1 2 3 4 5 6

Sleep: 1 2 3 4 5 6

Comments

Exercise Undertaken

Date:

Symptoms   Score

Symptoms	Score
Stiffness:	1 2 3 4 5 6
Freezing:	1 2 3 4 5 6
Balance/Falls:	1 2 3 4 5 6
Memory:	1 2 3 4 5 6
Swallowing:	1 2 3 4 5 6
Fatigue/Energy:	1 2 3 4 5 6
Speech:	1 2 3 4 5 6
Tremors:	1 2 3 4 5 6
Mood:	1 2 3 4 5 6
Incontinence:	1 2 3 4 5 6
Hallucinations:	1 2 3 4 5 6
Sexual Issues:	1 2 3 4 5 6
Sleep:	1 2 3 4 5 6

Comments

Exercise Undertaken

Date:

Symptoms   Score

Stiffness: 1 2 3 4 5 6

Freezing: 1 2 3 4 5 6

Balance/Falls: 1 2 3 4 5 6

Memory: 1 2 3 4 5 6

Swallowing: 1 2 3 4 5 6

Fatigue/Energy: 1 2 3 4 5 6

Speech: 1 2 3 4 5 6

Tremors: 1 2 3 4 5 6

Mood: 1 2 3 4 5 6

Incontinence: 1 2 3 4 5 6

Hallucinations: 1 2 3 4 5 6

Sexual Issues: 1 2 3 4 5 6

Sleep: 1 2 3 4 5 6

Comments

Exercise Undertaken

Date:

Symptoms   Score

Symptoms	Score
Stiffness:	1 2 3 4 5 6
Freezing:	1 2 3 4 5 6
Balance/Falls:	1 2 3 4 5 6
Memory:	1 2 3 4 5 6
Swallowing:	1 2 3 4 5 6
Fatigue/Energy:	1 2 3 4 5 6
Speech:	1 2 3 4 5 6
Tremors:	1 2 3 4 5 6
Mood:	1 2 3 4 5 6
Incontinence:	1 2 3 4 5 6
Hallucinations:	1 2 3 4 5 6
Sexual Issues:	1 2 3 4 5 6
Sleep:	1 2 3 4 5 6

Comments

Exercise Undertaken

Date:

Symptoms   Score

Stiffness: 1 2 3 4 5 6

Freezing: 1 2 3 4 5 6

Balance/Falls: 1 2 3 4 5 6

Memory: 1 2 3 4 5 6

Swallowing: 1 2 3 4 5 6

Fatigue/Energy: 1 2 3 4 5 6

Speech: 1 2 3 4 5 6

Tremors: 1 2 3 4 5 6

Mood: 1 2 3 4 5 6

Incontinence: 1 2 3 4 5 6

Hallucinations: 1 2 3 4 5 6

Sexual Issues: 1 2 3 4 5 6

Sleep: 1 2 3 4 5 6

Comments

Exercise Undertaken

Date:

Symptoms   Score

Symptoms	Score
Stiffness:	1 2 3 4 5 6
Freezing:	1 2 3 4 5 6
Balance/Falls:	1 2 3 4 5 6
Memory:	1 2 3 4 5 6
Swallowing:	1 2 3 4 5 6
Fatigue/Energy:	1 2 3 4 5 6
Speech:	1 2 3 4 5 6
Tremors:	1 2 3 4 5 6
Mood:	1 2 3 4 5 6
Incontinence:	1 2 3 4 5 6
Hallucinations:	1 2 3 4 5 6
Sexual Issues:	1 2 3 4 5 6
Sleep:	1 2 3 4 5 6

Comments

Exercise Undertaken

Date:

Symptoms   Score

Symptoms	Score
Stiffness:	1 2 3 4 5 6
Freezing:	1 2 3 4 5 6
Balance/Falls:	1 2 3 4 5 6
Memory:	1 2 3 4 5 6
Swallowing:	1 2 3 4 5 6
Fatigue/Energy:	1 2 3 4 5 6
Speech:	1 2 3 4 5 6
Tremors:	1 2 3 4 5 6
Mood:	1 2 3 4 5 6
Incontinence:	1 2 3 4 5 6
Hallucinations:	1 2 3 4 5 6
Sexual Issues:	1 2 3 4 5 6
Sleep:	1 2 3 4 5 6

Comments

Exercise Undertaken

Date:

Symptoms　　　　　　　Score

Stiffness:　　　　　　　1 2 3 4 5 6

Freezing:　　　　　　　1 2 3 4 5 6

Balance/Falls:　　　　　1 2 3 4 5 6

Memory:　　　　　　　1 2 3 4 5 6

Swallowing:　　　　　　1 2 3 4 5 6

Fatigue/Energy:　　　　1 2 3 4 5 6

Speech:　　　　　　　　1 2 3 4 5 6

Tremors:　　　　　　　1 2 3 4 5 6

Mood:　　　　　　　　1 2 3 4 5 6

Incontinence:　　　　　1 2 3 4 5 6

Hallucinations:　　　　　1 2 3 4 5 6

Sexual Issues:　　　　　1 2 3 4 5 6

Sleep:　　　　　　　　1 2 3 4 5 6

Comments

Exercise Undertaken

Date:

Symptoms   Score

Stiffness: 1 2 3 4 5 6

Freezing: 1 2 3 4 5 6

Balance/Falls: 1 2 3 4 5 6

Memory: 1 2 3 4 5 6

Swallowing: 1 2 3 4 5 6

Fatigue/Energy: 1 2 3 4 5 6

Speech: 1 2 3 4 5 6

Tremors: 1 2 3 4 5 6

Mood: 1 2 3 4 5 6

Incontinence: 1 2 3 4 5 6

Hallucinations: 1 2 3 4 5 6

Sexual Issues: 1 2 3 4 5 6

Sleep: 1 2 3 4 5 6

Comments

Exercise Undertaken

Date:

Symptoms	Score
Stiffness:	1 2 3 4 5 6
Freezing:	1 2 3 4 5 6
Balance/Falls:	1 2 3 4 5 6
Memory:	1 2 3 4 5 6
Swallowing:	1 2 3 4 5 6
Fatigue/Energy:	1 2 3 4 5 6
Speech:	1 2 3 4 5 6
Tremors:	1 2 3 4 5 6
Mood:	1 2 3 4 5 6
Incontinence:	1 2 3 4 5 6
Hallucinations:	1 2 3 4 5 6
Sexual Issues:	1 2 3 4 5 6
Sleep:	1 2 3 4 5 6

Comments

_____

Exercise Undertaken

Date:

Symptoms   Score

Stiffness: 1 2 3 4 5 6

Freezing: 1 2 3 4 5 6

Balance/Falls: 1 2 3 4 5 6

Memory: 1 2 3 4 5 6

Swallowing: 1 2 3 4 5 6

Fatigue/Energy: 1 2 3 4 5 6

Speech: 1 2 3 4 5 6

Tremors: 1 2 3 4 5 6

Mood: 1 2 3 4 5 6

Incontinence: 1 2 3 4 5 6

Hallucinations: 1 2 3 4 5 6

Sexual Issues: 1 2 3 4 5 6

Sleep: 1 2 3 4 5 6

Comments

Exercise Undertaken

Date:

Symptoms   Score

Symptoms	Score
Stiffness:	1 2 3 4 5 6
Freezing:	1 2 3 4 5 6
Balance/Falls:	1 2 3 4 5 6
Memory:	1 2 3 4 5 6
Swallowing:	1 2 3 4 5 6
Fatigue/Energy:	1 2 3 4 5 6
Speech:	1 2 3 4 5 6
Tremors:	1 2 3 4 5 6
Mood:	1 2 3 4 5 6
Incontinence:	1 2 3 4 5 6
Hallucinations:	1 2 3 4 5 6
Sexual Issues:	1 2 3 4 5 6
Sleep:	1 2 3 4 5 6

Comments

Exercise Undertaken

Date:

Symptoms   Score

Stiffness: 1 2 3 4 5 6

Freezing: 1 2 3 4 5 6

Balance/Falls: 1 2 3 4 5 6

Memory: 1 2 3 4 5 6

Swallowing: 1 2 3 4 5 6

Fatigue/Energy: 1 2 3 4 5 6

Speech: 1 2 3 4 5 6

Tremors: 1 2 3 4 5 6

Mood: 1 2 3 4 5 6

Incontinence: 1 2 3 4 5 6

Hallucinations: 1 2 3 4 5 6

Sexual Issues: 1 2 3 4 5 6

Sleep: 1 2 3 4 5 6

Comments

Exercise Undertaken

Date:

Symptoms   Score

Stiffness: 1 2 3 4 5 6

Freezing: 1 2 3 4 5 6

Balance/Falls: 1 2 3 4 5 6

Memory: 1 2 3 4 5 6

Swallowing: 1 2 3 4 5 6

Fatigue/Energy: 1 2 3 4 5 6

Speech: 1 2 3 4 5 6

Tremors: 1 2 3 4 5 6

Mood: 1 2 3 4 5 6

Incontinence: 1 2 3 4 5 6

Hallucinations: 1 2 3 4 5 6

Sexual Issues: 1 2 3 4 5 6

Sleep: 1 2 3 4 5 6

Comments

Exercise Undertaken

Date:

Symptoms   Score

Stiffness: 1 2 3 4 5 6

Freezing: 1 2 3 4 5 6

Balance/Falls: 1 2 3 4 5 6

Memory: 1 2 3 4 5 6

Swallowing: 1 2 3 4 5 6

Fatigue/Energy: 1 2 3 4 5 6

Speech: 1 2 3 4 5 6

Tremors: 1 2 3 4 5 6

Mood: 1 2 3 4 5 6

Incontinence: 1 2 3 4 5 6

Hallucinations: 1 2 3 4 5 6

Sexual Issues: 1 2 3 4 5 6

Sleep: 1 2 3 4 5 6

Comments

Exercise Undertaken

Date:

Symptoms   Score

Symptoms	Score
Stiffness:	1 2 3 4 5 6
Freezing:	1 2 3 4 5 6
Balance/Falls:	1 2 3 4 5 6
Memory:	1 2 3 4 5 6
Swallowing:	1 2 3 4 5 6
Fatigue/Energy:	1 2 3 4 5 6
Speech:	1 2 3 4 5 6
Tremors:	1 2 3 4 5 6
Mood:	1 2 3 4 5 6
Incontinence:	1 2 3 4 5 6
Hallucinations:	1 2 3 4 5 6
Sexual Issues:	1 2 3 4 5 6
Sleep:	1 2 3 4 5 6

Comments

Exercise Undertaken

Date:

Symptoms   Score

Stiffness: 1 2 3 4 5 6

Freezing: 1 2 3 4 5 6

Balance/Falls: 1 2 3 4 5 6

Memory: 1 2 3 4 5 6

Swallowing: 1 2 3 4 5 6

Fatigue/Energy: 1 2 3 4 5 6

Speech: 1 2 3 4 5 6

Tremors: 1 2 3 4 5 6

Mood: 1 2 3 4 5 6

Incontinence: 1 2 3 4 5 6

Hallucinations: 1 2 3 4 5 6

Sexual Issues: 1 2 3 4 5 6

Sleep: 1 2 3 4 5 6

Comments

Exercise Undertaken

Date:

Symptoms   Score

Stiffness: 1 2 3 4 5 6

Freezing: 1 2 3 4 5 6

Balance/Falls: 1 2 3 4 5 6

Memory: 1 2 3 4 5 6

Swallowing: 1 2 3 4 5 6

Fatigue/Energy: 1 2 3 4 5 6

Speech: 1 2 3 4 5 6

Tremors: 1 2 3 4 5 6

Mood: 1 2 3 4 5 6

Incontinence: 1 2 3 4 5 6

Hallucinations: 1 2 3 4 5 6

Sexual Issues: 1 2 3 4 5 6

Sleep: 1 2 3 4 5 6

Comments

Exercise Undertaken

Date:

Symptoms   Score

Stiffness: 1 2 3 4 5 6

Freezing: 1 2 3 4 5 6

Balance/Falls: 1 2 3 4 5 6

Memory: 1 2 3 4 5 6

Swallowing: 1 2 3 4 5 6

Fatigue/Energy: 1 2 3 4 5 6

Speech: 1 2 3 4 5 6

Tremors: 1 2 3 4 5 6

Mood: 1 2 3 4 5 6

Incontinence: 1 2 3 4 5 6

Hallucinations: 1 2 3 4 5 6

Sexual Issues: 1 2 3 4 5 6

Sleep: 1 2 3 4 5 6

Comments

Exercise Undertaken

Date:

Symptoms   Score

Symptoms	Score
Stiffness:	1 2 3 4 5 6
Freezing:	1 2 3 4 5 6
Balance/Falls:	1 2 3 4 5 6
Memory:	1 2 3 4 5 6
Swallowing:	1 2 3 4 5 6
Fatigue/Energy:	1 2 3 4 5 6
Speech:	1 2 3 4 5 6
Tremors:	1 2 3 4 5 6
Mood:	1 2 3 4 5 6
Incontinence:	1 2 3 4 5 6
Hallucinations:	1 2 3 4 5 6
Sexual Issues:	1 2 3 4 5 6
Sleep:	1 2 3 4 5 6

Comments

Exercise Undertaken

Date:

Symptoms   Score

Stiffness: 1 2 3 4 5 6

Freezing: 1 2 3 4 5 6

Balance/Falls: 1 2 3 4 5 6

Memory: 1 2 3 4 5 6

Swallowing: 1 2 3 4 5 6

Fatigue/Energy: 1 2 3 4 5 6

Speech: 1 2 3 4 5 6

Tremors: 1 2 3 4 5 6

Mood: 1 2 3 4 5 6

Incontinence: 1 2 3 4 5 6

Hallucinations: 1 2 3 4 5 6

Sexual Issues: 1 2 3 4 5 6

Sleep: 1 2 3 4 5 6

Comments

Exercise Undertaken

Date:

Symptoms   Score

Stiffness: 1 2 3 4 5 6

Freezing: 1 2 3 4 5 6

Balance/Falls: 1 2 3 4 5 6

Memory: 1 2 3 4 5 6

Swallowing: 1 2 3 4 5 6

Fatigue/Energy: 1 2 3 4 5 6

Speech: 1 2 3 4 5 6

Tremors: 1 2 3 4 5 6

Mood: 1 2 3 4 5 6

Incontinence: 1 2 3 4 5 6

Hallucinations: 1 2 3 4 5 6

Sexual Issues: 1 2 3 4 5 6

Sleep: 1 2 3 4 5 6

Comments

Exercise Undertaken

Date:

Symptoms   Score

Stiffness: 1 2 3 4 5 6

Freezing: 1 2 3 4 5 6

Balance/Falls: 1 2 3 4 5 6

Memory: 1 2 3 4 5 6

Swallowing: 1 2 3 4 5 6

Fatigue/Energy: 1 2 3 4 5 6

Speech: 1 2 3 4 5 6

Tremors: 1 2 3 4 5 6

Mood: 1 2 3 4 5 6

Incontinence: 1 2 3 4 5 6

Hallucinations: 1 2 3 4 5 6

Sexual Issues: 1 2 3 4 5 6

Sleep: 1 2 3 4 5 6

Comments

Exercise Undertaken

Date:

Symptoms   Score

Stiffness: 1 2 3 4 5 6

Freezing: 1 2 3 4 5 6

Balance/Falls: 1 2 3 4 5 6

Memory: 1 2 3 4 5 6

Swallowing: 1 2 3 4 5 6

Fatigue/Energy: 1 2 3 4 5 6

Speech: 1 2 3 4 5 6

Tremors: 1 2 3 4 5 6

Mood: 1 2 3 4 5 6

Incontinence: 1 2 3 4 5 6

Hallucinations: 1 2 3 4 5 6

Sexual Issues: 1 2 3 4 5 6

Sleep: 1 2 3 4 5 6

Comments

Exercise Undertaken

Date:

Symptoms   Score

Stiffness: 1 2 3 4 5 6

Freezing: 1 2 3 4 5 6

Balance/Falls: 1 2 3 4 5 6

Memory: 1 2 3 4 5 6

Swallowing: 1 2 3 4 5 6

Fatigue/Energy: 1 2 3 4 5 6

Speech: 1 2 3 4 5 6

Tremors: 1 2 3 4 5 6

Mood: 1 2 3 4 5 6

Incontinence: 1 2 3 4 5 6

Hallucinations: 1 2 3 4 5 6

Sexual Issues: 1 2 3 4 5 6

Sleep: 1 2 3 4 5 6

Comments

Exercise Undertaken

Date:

Symptoms   Score

Stiffness: 1 2 3 4 5 6

Freezing: 1 2 3 4 5 6

Balance/Falls: 1 2 3 4 5 6

Memory: 1 2 3 4 5 6

Swallowing: 1 2 3 4 5 6

Fatigue/Energy: 1 2 3 4 5 6

Speech: 1 2 3 4 5 6

Tremors: 1 2 3 4 5 6

Mood: 1 2 3 4 5 6

Incontinence: 1 2 3 4 5 6

Hallucinations: 1 2 3 4 5 6

Sexual Issues: 1 2 3 4 5 6

Sleep: 1 2 3 4 5 6

Comments

Exercise Undertaken

Date:

Symptoms   Score

Stiffness: 1 2 3 4 5 6

Freezing: 1 2 3 4 5 6

Balance/Falls: 1 2 3 4 5 6

Memory: 1 2 3 4 5 6

Swallowing: 1 2 3 4 5 6

Fatigue/Energy: 1 2 3 4 5 6

Speech: 1 2 3 4 5 6

Tremors: 1 2 3 4 5 6

Mood: 1 2 3 4 5 6

Incontinence: 1 2 3 4 5 6

Hallucinations: 1 2 3 4 5 6

Sexual Issues: 1 2 3 4 5 6

Sleep: 1 2 3 4 5 6

Comments

Exercise Undertaken

Date:

Symptoms   Score

Stiffness: 1 2 3 4 5 6

Freezing: 1 2 3 4 5 6

Balance/Falls: 1 2 3 4 5 6

Memory: 1 2 3 4 5 6

Swallowing: 1 2 3 4 5 6

Fatigue/Energy: 1 2 3 4 5 6

Speech: 1 2 3 4 5 6

Tremors: 1 2 3 4 5 6

Mood: 1 2 3 4 5 6

Incontinence: 1 2 3 4 5 6

Hallucinations: 1 2 3 4 5 6

Sexual Issues: 1 2 3 4 5 6

Sleep: 1 2 3 4 5 6

Comments

Exercise Undertaken

Date:

Symptoms   Score

Stiffness: 1 2 3 4 5 6

Freezing: 1 2 3 4 5 6

Balance/Falls: 1 2 3 4 5 6

Memory: 1 2 3 4 5 6

Swallowing: 1 2 3 4 5 6

Fatigue/Energy: 1 2 3 4 5 6

Speech: 1 2 3 4 5 6

Tremors: 1 2 3 4 5 6

Mood: 1 2 3 4 5 6

Incontinence: 1 2 3 4 5 6

Hallucinations: 1 2 3 4 5 6

Sexual Issues: 1 2 3 4 5 6

Sleep: 1 2 3 4 5 6

Comments

Exercise Undertaken

Date:

Symptoms   Score

Symptoms	Score
Stiffness:	1 2 3 4 5 6
Freezing:	1 2 3 4 5 6
Balance/Falls:	1 2 3 4 5 6
Memory:	1 2 3 4 5 6
Swallowing:	1 2 3 4 5 6
Fatigue/Energy:	1 2 3 4 5 6
Speech:	1 2 3 4 5 6
Tremors:	1 2 3 4 5 6
Mood:	1 2 3 4 5 6
Incontinence:	1 2 3 4 5 6
Hallucinations:	1 2 3 4 5 6
Sexual Issues:	1 2 3 4 5 6
Sleep:	1 2 3 4 5 6

Comments

Exercise Undertaken

Date:

Symptoms   Score

Stiffness: 1 2 3 4 5 6

Freezing: 1 2 3 4 5 6

Balance/Falls: 1 2 3 4 5 6

Memory: 1 2 3 4 5 6

Swallowing: 1 2 3 4 5 6

Fatigue/Energy: 1 2 3 4 5 6

Speech: 1 2 3 4 5 6

Tremors: 1 2 3 4 5 6

Mood: 1 2 3 4 5 6

Incontinence: 1 2 3 4 5 6

Hallucinations: 1 2 3 4 5 6

Sexual Issues: 1 2 3 4 5 6

Sleep: 1 2 3 4 5 6

Comments

Exercise Undertaken

Date:

Symptoms	Score
Stiffness:	1 2 3 4 5 6
Freezing:	1 2 3 4 5 6
Balance/Falls:	1 2 3 4 5 6
Memory:	1 2 3 4 5 6
Swallowing:	1 2 3 4 5 6
Fatigue/Energy:	1 2 3 4 5 6
Speech:	1 2 3 4 5 6
Tremors:	1 2 3 4 5 6
Mood:	1 2 3 4 5 6
Incontinence:	1 2 3 4 5 6
Hallucinations:	1 2 3 4 5 6
Sexual Issues:	1 2 3 4 5 6
Sleep:	1 2 3 4 5 6

Comments

Exercise Undertaken

Date:

Symptoms   Score

Stiffness: 1 2 3 4 5 6

Freezing: 1 2 3 4 5 6

Balance/Falls: 1 2 3 4 5 6

Memory: 1 2 3 4 5 6

Swallowing: 1 2 3 4 5 6

Fatigue/Energy: 1 2 3 4 5 6

Speech: 1 2 3 4 5 6

Tremors: 1 2 3 4 5 6

Mood: 1 2 3 4 5 6

Incontinence: 1 2 3 4 5 6

Hallucinations: 1 2 3 4 5 6

Sexual Issues: 1 2 3 4 5 6

Sleep: 1 2 3 4 5 6

Comments

Exercise Undertaken

Date:

Symptoms   Score

Stiffness: 1 2 3 4 5 6

Freezing: 1 2 3 4 5 6

Balance/Falls: 1 2 3 4 5 6

Memory: 1 2 3 4 5 6

Swallowing: 1 2 3 4 5 6

Fatigue/Energy: 1 2 3 4 5 6

Speech: 1 2 3 4 5 6

Tremors: 1 2 3 4 5 6

Mood: 1 2 3 4 5 6

Incontinence: 1 2 3 4 5 6

Hallucinations: 1 2 3 4 5 6

Sexual Issues: 1 2 3 4 5 6

Sleep: 1 2 3 4 5 6

Comments

Exercise Undertaken

Date:

Symptoms   Score

Stiffness: 1 2 3 4 5 6

Freezing: 1 2 3 4 5 6

Balance/Falls: 1 2 3 4 5 6

Memory: 1 2 3 4 5 6

Swallowing: 1 2 3 4 5 6

Fatigue/Energy: 1 2 3 4 5 6

Speech: 1 2 3 4 5 6

Tremors: 1 2 3 4 5 6

Mood: 1 2 3 4 5 6

Incontinence: 1 2 3 4 5 6

Hallucinations: 1 2 3 4 5 6

Sexual Issues: 1 2 3 4 5 6

Sleep: 1 2 3 4 5 6

Comments

Exercise Undertaken

Date:

Symptoms   Score

Symptoms	Score
Stiffness:	1 2 3 4 5 6
Freezing:	1 2 3 4 5 6
Balance/Falls:	1 2 3 4 5 6
Memory:	1 2 3 4 5 6
Swallowing:	1 2 3 4 5 6
Fatigue/Energy:	1 2 3 4 5 6
Speech:	1 2 3 4 5 6
Tremors:	1 2 3 4 5 6
Mood:	1 2 3 4 5 6
Incontinence:	1 2 3 4 5 6
Hallucinations:	1 2 3 4 5 6
Sexual Issues:	1 2 3 4 5 6
Sleep:	1 2 3 4 5 6

Comments

Exercise Undertaken

Date:

Symptoms   Score

Stiffness: 1 2 3 4 5 6

Freezing: 1 2 3 4 5 6

Balance/Falls: 1 2 3 4 5 6

Memory: 1 2 3 4 5 6

Swallowing: 1 2 3 4 5 6

Fatigue/Energy: 1 2 3 4 5 6

Speech: 1 2 3 4 5 6

Tremors: 1 2 3 4 5 6

Mood: 1 2 3 4 5 6

Incontinence: 1 2 3 4 5 6

Hallucinations: 1 2 3 4 5 6

Sexual Issues: 1 2 3 4 5 6

Sleep: 1 2 3 4 5 6

Comments

Exercise Undertaken

Date:

## Symptoms							Score

Stiffness:							1 2 3 4 5 6

Freezing:							1 2 3 4 5 6

Balance/Falls:						1 2 3 4 5 6

Memory:							1 2 3 4 5 6

Swallowing:							1 2 3 4 5 6

Fatigue/Energy:						1 2 3 4 5 6

Speech:							1 2 3 4 5 6

Tremors:							1 2 3 4 5 6

Mood:								1 2 3 4 5 6

Incontinence:						1 2 3 4 5 6

Hallucinations:						1 2 3 4 5 6

Sexual Issues:						1 2 3 4 5 6

Sleep:								1 2 3 4 5 6

Comments

Exercise Undertaken

Date:

Symptoms   Score

Stiffness: 1 2 3 4 5 6

Freezing: 1 2 3 4 5 6

Balance/Falls: 1 2 3 4 5 6

Memory: 1 2 3 4 5 6

Swallowing: 1 2 3 4 5 6

Fatigue/Energy: 1 2 3 4 5 6

Speech: 1 2 3 4 5 6

Tremors: 1 2 3 4 5 6

Mood: 1 2 3 4 5 6

Incontinence: 1 2 3 4 5 6

Hallucinations: 1 2 3 4 5 6

Sexual Issues: 1 2 3 4 5 6

Sleep: 1 2 3 4 5 6

Comments

Exercise Undertaken

Date:

Symptoms　　　　　　　Score

Stiffness:　　　　　　　1 2 3 4 5 6

Freezing:　　　　　　　1 2 3 4 5 6

Balance/Falls:　　　　　1 2 3 4 5 6

Memory:　　　　　　　 1 2 3 4 5 6

Swallowing:　　　　　　1 2 3 4 5 6

Fatigue/Energy:　　　　1 2 3 4 5 6

Speech:　　　　　　　　1 2 3 4 5 6

Tremors:　　　　　　　 1 2 3 4 5 6

Mood:　　　　　　　　 1 2 3 4 5 6

Incontinence:　　　　　 1 2 3 4 5 6

Hallucinations:　　　　 1 2 3 4 5 6

Sexual Issues:　　　　　1 2 3 4 5 6

Sleep:　　　　　　　　 1 2 3 4 5 6

Comments

Exercise Undertaken

Date:

Symptoms   Score

Symptoms	Score
Stiffness:	1 2 3 4 5 6
Freezing:	1 2 3 4 5 6
Balance/Falls:	1 2 3 4 5 6
Memory:	1 2 3 4 5 6
Swallowing:	1 2 3 4 5 6
Fatigue/Energy:	1 2 3 4 5 6
Speech:	1 2 3 4 5 6
Tremors:	1 2 3 4 5 6
Mood:	1 2 3 4 5 6
Incontinence:	1 2 3 4 5 6
Hallucinations:	1 2 3 4 5 6
Sexual Issues:	1 2 3 4 5 6
Sleep:	1 2 3 4 5 6

Comments

Exercise Undertaken

Date:

Symptoms   Score

Symptoms	Score
Stiffness:	1 2 3 4 5 6
Freezing:	1 2 3 4 5 6
Balance/Falls:	1 2 3 4 5 6
Memory:	1 2 3 4 5 6
Swallowing:	1 2 3 4 5 6
Fatigue/Energy:	1 2 3 4 5 6
Speech:	1 2 3 4 5 6
Tremors:	1 2 3 4 5 6
Mood:	1 2 3 4 5 6
Incontinence:	1 2 3 4 5 6
Hallucinations:	1 2 3 4 5 6
Sexual Issues:	1 2 3 4 5 6
Sleep:	1 2 3 4 5 6

Comments

Exercise Undertaken

Date:

Symptoms   Score

Stiffness: 1 2 3 4 5 6

Freezing: 1 2 3 4 5 6

Balance/Falls: 1 2 3 4 5 6

Memory: 1 2 3 4 5 6

Swallowing: 1 2 3 4 5 6

Fatigue/Energy: 1 2 3 4 5 6

Speech: 1 2 3 4 5 6

Tremors: 1 2 3 4 5 6

Mood: 1 2 3 4 5 6

Incontinence: 1 2 3 4 5 6

Hallucinations: 1 2 3 4 5 6

Sexual Issues: 1 2 3 4 5 6

Sleep: 1 2 3 4 5 6

Comments

Exercise Undertaken

Date:

Symptoms   Score

Stiffness: 1 2 3 4 5 6

Freezing: 1 2 3 4 5 6

Balance/Falls: 1 2 3 4 5 6

Memory: 1 2 3 4 5 6

Swallowing: 1 2 3 4 5 6

Fatigue/Energy: 1 2 3 4 5 6

Speech: 1 2 3 4 5 6

Tremors: 1 2 3 4 5 6

Mood: 1 2 3 4 5 6

Incontinence: 1 2 3 4 5 6

Hallucinations: 1 2 3 4 5 6

Sexual Issues: 1 2 3 4 5 6

Sleep: 1 2 3 4 5 6

Comments

Exercise Undertaken

Date:

Symptoms | Score

Stiffness: 1 2 3 4 5 6

Freezing: 1 2 3 4 5 6

Balance/Falls: 1 2 3 4 5 6

Memory: 1 2 3 4 5 6

Swallowing: 1 2 3 4 5 6

Fatigue/Energy: 1 2 3 4 5 6

Speech: 1 2 3 4 5 6

Tremors: 1 2 3 4 5 6

Mood: 1 2 3 4 5 6

Incontinence: 1 2 3 4 5 6

Hallucinations: 1 2 3 4 5 6

Sexual Issues: 1 2 3 4 5 6

Sleep: 1 2 3 4 5 6

Comments

Exercise Undertaken

Date:

Symptoms   Score

Symptoms	Score
Stiffness:	1 2 3 4 5 6
Freezing:	1 2 3 4 5 6
Balance/Falls:	1 2 3 4 5 6
Memory:	1 2 3 4 5 6
Swallowing:	1 2 3 4 5 6
Fatigue/Energy:	1 2 3 4 5 6
Speech:	1 2 3 4 5 6
Tremors:	1 2 3 4 5 6
Mood:	1 2 3 4 5 6
Incontinence:	1 2 3 4 5 6
Hallucinations:	1 2 3 4 5 6
Sexual Issues:	1 2 3 4 5 6
Sleep:	1 2 3 4 5 6

Comments

Exercise Undertaken

Date:

Symptoms   Score

Symptoms	Score
Stiffness:	1 2 3 4 5 6
Freezing:	1 2 3 4 5 6
Balance/Falls:	1 2 3 4 5 6
Memory:	1 2 3 4 5 6
Swallowing:	1 2 3 4 5 6
Fatigue/Energy:	1 2 3 4 5 6
Speech:	1 2 3 4 5 6
Tremors:	1 2 3 4 5 6
Mood:	1 2 3 4 5 6
Incontinence:	1 2 3 4 5 6
Hallucinations:	1 2 3 4 5 6
Sexual Issues:	1 2 3 4 5 6
Sleep:	1 2 3 4 5 6

Comments

Exercise Undertaken

Date:

Symptoms   Score

Stiffness: 1 2 3 4 5 6

Freezing: 1 2 3 4 5 6

Balance/Falls: 1 2 3 4 5 6

Memory: 1 2 3 4 5 6

Swallowing: 1 2 3 4 5 6

Fatigue/Energy: 1 2 3 4 5 6

Speech: 1 2 3 4 5 6

Tremors: 1 2 3 4 5 6

Mood: 1 2 3 4 5 6

Incontinence: 1 2 3 4 5 6

Hallucinations: 1 2 3 4 5 6

Sexual Issues: 1 2 3 4 5 6

Sleep: 1 2 3 4 5 6

Comments

Exercise Undertaken

Date:

Symptoms   Score

Stiffness: 1 2 3 4 5 6

Freezing: 1 2 3 4 5 6

Balance/Falls: 1 2 3 4 5 6

Memory: 1 2 3 4 5 6

Swallowing: 1 2 3 4 5 6

Fatigue/Energy: 1 2 3 4 5 6

Speech: 1 2 3 4 5 6

Tremors: 1 2 3 4 5 6

Mood: 1 2 3 4 5 6

Incontinence: 1 2 3 4 5 6

Hallucinations: 1 2 3 4 5 6

Sexual Issues: 1 2 3 4 5 6

Sleep: 1 2 3 4 5 6

Comments

Exercise Undertaken

Date:

Symptoms   Score

Symptoms	Score
Stiffness:	1 2 3 4 5 6
Freezing:	1 2 3 4 5 6
Balance/Falls:	1 2 3 4 5 6
Memory:	1 2 3 4 5 6
Swallowing:	1 2 3 4 5 6
Fatigue/Energy:	1 2 3 4 5 6
Speech:	1 2 3 4 5 6
Tremors:	1 2 3 4 5 6
Mood:	1 2 3 4 5 6
Incontinence:	1 2 3 4 5 6
Hallucinations:	1 2 3 4 5 6
Sexual Issues:	1 2 3 4 5 6
Sleep:	1 2 3 4 5 6

Comments

Exercise Undertaken

Date:

Symptoms   Score

Stiffness: 1 2 3 4 5 6

Freezing: 1 2 3 4 5 6

Balance/Falls: 1 2 3 4 5 6

Memory: 1 2 3 4 5 6

Swallowing: 1 2 3 4 5 6

Fatigue/Energy: 1 2 3 4 5 6

Speech: 1 2 3 4 5 6

Tremors: 1 2 3 4 5 6

Mood: 1 2 3 4 5 6

Incontinence: 1 2 3 4 5 6

Hallucinations: 1 2 3 4 5 6

Sexual Issues: 1 2 3 4 5 6

Sleep: 1 2 3 4 5 6

Comments

Exercise Undertaken

Printed in Great Britain
by Amazon